COMPTE RENDU

DE LA

CLINIQUE MÉDICALE

DE LA FACULTÉ DE STRASBOURG,

DU 15 AVRIL AU 1er AOUT 1857

(PROFESSEUR M. FORGET),

PAR

MM. BERDOT ET EHRMANN,

INTERNES AUX HOSPICES CIVILS

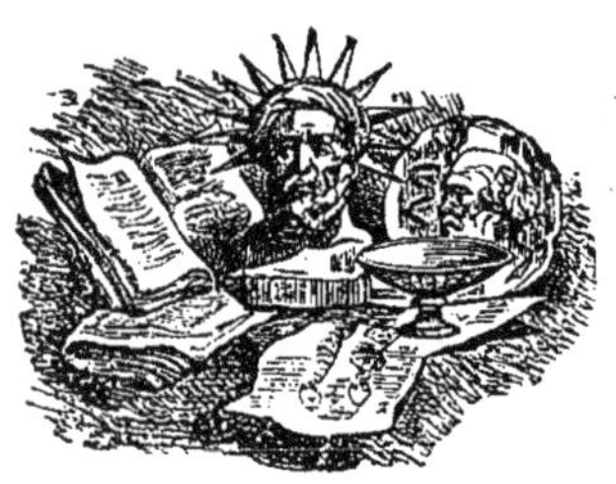

STRASBOURG,

IMPRIMERIE DE G. SILBERMANN, PLACE SAINT-THOMAS, 5.

1858.

COMPTE RENDU

DE LA

CLINIQUE MÉDICALE

DE LA FACULTÉ DE STRASBOURG,

DU 15 AVRIL AU 1er AOUT 1857.

———✦✦✦———

Le nombre des malades traités dans les salles de M. le professeur FORGET pendant son dernier exercice clinique a été de 151, dont 69 hommes et 82 femmes. C'est un chiffre bien inférieur à celui des exercices précédents, même en faisant la part de leur durée relative. Néanmoins, l'instruction des élèves n'a pas eu à souffrir de cet état de choses, et le professeur a su y suppléer, avec le rare talent qu'on lui connaît, en rendant d'autant plus attachantes ses leçons et ses conférences cliniques.

Pour nous, dont la mission est de résumer les faits les plus saillants qui ont passé sous nos yeux pendant notre séjour à ce service, nous nous efforcerons, en utilisant nos souvenirs et nos notes, de reproduire aussi fidèlement que possible les idées principales développées par notre maître et les points fondamentaux de sa pratique; heureux si nous parvenons de la sorte à tempérer quelque peu la froideur et l'aridité naturelles à cette forme de travail.

En adoptant, pour l'analyse des divers cas, la classification suivie par nos prédécesseurs, nous passerons

successivement en revue les maladies des appareils digestif, respiratoire, circulatoire, cérébro-spinal, sensitif,
locomoteur, génito-urinaire, en terminant par les intoxi-
cations et les affections chirurgicales.

Nos tableaux indiqueront le chiffre des maladies et non
celui des malades eux-mêmes, plusieurs d'entre eux ayant
présenté à la fois ou successivement des affections différentes, qui doivent les faire ranger en même temps dans
diverses catégories.

I. APPAREIL DIGESTIF (*tube digestif et annexes*).

	Totaux.	Hom.	Fem.	Morts.
Noma	1	1	»	1
Stomatite mercurielle.	2	1	1	»
Irritation gastro intestinale	13	7	6	»
Entérite folliculeuse	6	1	5	2
Dyssenterie.	3	1	2	»
Pérityphlite	1	1	»	»
Ictère simple	2	1	1	»
Carcinome du foie.	2	»	2	2
Hypertrophie du foie.	1	»	1	»
Péritonite	3	»	3	3
	34	13	21	8

1° *Tube digestif.*

Un cas de *noma* chez un jeune garçon de douze ans,
venant de la colonie d'Ostwald, n'a été observé pour ainsi
dire qu'à l'autopsie, le petit malade ayant succombé quelques heures après son entrée. La marche de l'affection
avait été très-rapide : l'invasion ne datait que de quatre
jours. Tout le côté gauche du visage, depuis l'orbite jusqu'à l'angle labial en bas et au pavillon de l'oreille en
dehors, était envahi par la gangrène. Le maxillaire su-

périeur était dénudé dans ses deux tiers inférieurs ; son périoste ramolli, pultacé ; les parties molles, baignées d'une sanie noirâtre, livides, décollées, offraient, dans toute leur épaisseur, une destruction avancée.

Deux *stomatites* survenues intercurremment, sous l'influence de frictions mercurielles, ont déterminé l'administration de chlorate de potasse, qui en a amené la guérison, pas plus rapidement toutefois que ne l'eussent fait les antiphlogistiques et les astringents.

Sous la rubrique d'*irritations gastro-intestinales*, figurent treize cas de ces affections peu graves, désignées aussi par les noms d'embarras gastrique, état saburral, colite, etc., et caractérisées par de la céphalalgie, du malaise, des troubles digestifs avec ou sans mouvement fébrile. Quelques-uns d'entre eux auraient pu passer, à la rigueur, pour des entérites folliculeuses légères ; un plus grand nombre ont simulé le début de cette affection. Qui sait même si, traités différemment, ils n'eussent pu dégénérer en véritables fièvres typhoïdes. La plupart de ces irritations gastro-intestinales se sont dissipées sous l'influence des antiphlogistiques mitigés, secondés par un régime un peu sévère. Deux fois, des saignées générales ont été indiquées par l'intensité des symptômes inflammatoires. Nous avons été sobres d'évacuants : M. Forget ne les emploie qu'avec précaution ; il nous a fait, plus d'une fois, constater leur impuissance à nettoyer la langue, dont ils augmentent plutôt les enduits, contrairement à l'opinion si généralement répandue.

De ce groupe d'affections nous pouvons isoler :

Un cas d'*entérite* compliquée d'*irritation péritonéale*, qui nécessita un traitement antiphlogistique actif (une application de sangsues, bains, onctions mercurielles) ;

Deux cas de *diarrhée simple*, sans symptômes généraux, qui cédèrent rapidement aux émollients et aux
opiacés.

Trois cas de *dyssenterie* se sont offerts à notre observation.

C'est d'abord un jeune colon d'Ostwald, âgé de seize
ans, cachectique, œdémateux, en proie, en outre, à des
accès de fièvre intermittente, contre laquelle avaient été
données, avant son entrée, quelques doses de sulfate de
quinine qui avaient aggravé encore la lésion intestinale :
cela soit dit à l'égard de ceux qui, considérant le miasme
paludéen comme l'agent principal de la dyssenterie, pré-
tendent la traiter, dans toutes circonstances, par le sulfate de quinine. Ce médicament peut certainement être
utile quand l'élément paludéen s'y manifeste par la périodicité ; mais il ne fait alors qu'élaguer une complication,
et le traitement fondamental de la dyssenterie reste le
même.

Chez deux femmes le diagnostic offrit quelques particularités : pour l'une, la concomitance de métrorrhagies
dues à une affection carcinomateuse de l'utérus, pour
l'autre, l'existence d'hémorrhoïdes volumineuses n'avaient
fait accepter d'abord qu'avec réserve les symptômes ac-
cusés par elle. L'examen des selles leva tous les doutes.
Le sang, intimement mélangé au mucus intestinal, don-
nait aux matières cet aspect particulier, caractéristique,
que M. le professeur FORGET rapproche volontiers, dans
ses leçons, de celui des crachats rouillés de la pneumonie.

Le ténesme et les tranchées n'ont d'ailleurs pas fait
défaut. La pression de l'abdomen, douloureuse chez le
deuxième malade où l'élément inflammatoire était plus

prononcé, soulageait plutôt l'autre qui offrait une prédominance de l'élément nerveux.

Les antiphlogistiques et particulièrement les bains tièdes prolongés, puis les opiacés *intus* et *extrà* ont suffi, en peu de jours, à conjurer les accidents. C'est qu'en effet les divers éléments constitutifs de la maladie se relient d'une façon si intime, qu'en s'adressant à certains d'entre eux, on annihile indirectement l'influence des autres. Quoi qu'on ait dit de la nature spécifique de la dyssenterie, de la modification particulière du système nerveux, ou de l'altération miasmatique du sang, ce n'en est pas moins tout d'abord une entérite, une inflammation de la muqueuse intestinale, s'étendant par contiguïté à la couche musculaire, et rendant ainsi raison de deux des épiphénomènes les plus importants, la douleur (tranchées) et le spasme (ténesme). Mais, de contractions s'exerçant sur une muqueuse enflammée, boursouflée, gorgée de sang, n'est-il pas tout naturel qu'il résulte des exsudations sanguines? Il suit de là qu'en combattant la phlegmasie, on agit déjà indirectement sur l'élément nerveux, en tempérant la douleur et en calmant l'irritation nerveuse locale qui constitue le ténesme, et qu'en modérant les contractions spasmodiques par les sédatifs, on entrave, dans sa cause même, l'excrétion sanguinolente.

Les antiphlogistiques et les opiacés doivent toujours commencer le traitement; ce n'est que lorsqu'ils échouent qu'on est autorisé à recourir aux astringents, qui s'adressent directement à l'élément exsudation. Leur emploi réclame la plus grande circonspection : donnés trop tôt, ils offensent la muqueuse et occasionnent parfois des accidents graves.

Tel est, pour M. le professeur FORGET, le traitement

rationnel. Il se défie de ces moyens plus ou moins empyriques, dont les rares avantages sont compensés plus souvent par des dangers sérieux, tels que l'ipéca administré à la méthode brésilienne ou à dose simplement nauséenne, le calomel, les purgatifs, etc. Le magister de bismuth peut quelquefois rendre des services; les révulsifs cutanés (frictions stibiées, vésicatoires) sont rationnels lorsque la chronicité s'établit.

Une *tumeur iliaque* chez un homme, paraissant avoir pour siége les environs du cœcum (pérityphlite subaiguë), céda, après trois semaines de traitement, à une application de sangsues, à des émollients, des purgatifs doux et des résolutifs (empl. de Vigo).

Dans bon nombre de cas encore, consignés dans d'autres catégories, le tube digestif était affecté. L'entérite tuberculeuse a été fréquente chez les phthisiques, la gastralgie chez les chlorotiques; mais là l'élément intestinal n'était que secondaire; ce n'était plus à lui à fixer à la maladie la place à occuper dans notre cadre.

Telle est aussi, pour la majorité des praticiens, la valeur de la lésion intestinale dans la fièvre typhoïde; cet élément si constant, si manifeste, n'est considéré que comme un épiphénomène, comme une complication; pour M. Forget c'est, au contraire, l'élément sinon primitif, au moins essentiel et le point de départ des principaux phénomènes morbides : l'*entérite folliculeuse* vient donc se ranger à côté des affections du tube digestif.

Six cas se sont présentés à la clinique : un chez les hommes, qui sera relaté plus loin avec détails; cinq au service des femmes, dont un en juillet et quatre en avril, tous graves et remarquables par leurs complications :

Chez la première malade, jeune fille de vingt-deux ans, survint, à la fin du deuxième septenaire, une entérorrhagie abondante (trois selles de sang noirâtre, presque pur) qui fit concevoir un instant des inquiétudes qu'heureusement la suite ne confirma point. Chez les autres, ce furent, avant tout, des accidents pulmonaires, puis des éruptions très-étendues de sudamina, deux fois des vomissements opiniâtres, des escharres; enfin, dans un cas, un petit abcès développé en avant du sac lacrymal.

Ces quatre malades étaient âgées de seize à vingt ans; elles sont entrées à la clinique à peu de jours d'intervalle. Trois venaient du couvent du Bon-Pasteur, où la fièvre typhoïde régnait à cette époque; elles ont offert, dans l'évolution de leur affection, une ressemblance parfaite : à côté des symptômes manifestes de la lésion intestinale, elles ont présenté toutes une prédominance remarquable de l'élément thoracique et trois fois le cachet de la forme ataxo-adynamique. La durée moyenne de la maladie, en ne comptant qu'à partir de l'entrée dans les salles, c'est-à-dire du commencement du deuxième septenaire, a été de trente-trois jours, les deux extrêmes étant vingt-huit et trente-sept. Deux fois les complications ont occasionné la mort.

Voici d'ailleurs l'histoire des cas dont l'issue a été funeste :

Obs. Madeleine Meyer, dix-sept ans, venant du Bon-Pasteur, bonne constitution, pas de maladies antérieures, entre à la clinique le 21 avril, au douzième jour de sa maladie. On constate : peau chaude, pouls vif, serré, à 110; intelligence nette, langue blanchâtre, rouge et pointillée sur les bords; soif vive, anorexie, douleur modérée et gargouillement dans la fosse iliaque droite; forte diarrhée. En outre, bronchite capillaire généralisée, crachats muqueux adhérents au vase (solut. gom., demi-lav. de guim. et pavot m. et s.).

Les jours suivants, la langue se sèche ; délire pendant la nuit ; des taches rosées apparaissent (même prescription).

Le 26, prostration, langue sèche, raccornie (langue de perroquet), pas de selle depuis deux jours, cyanose considérable de la face et des mains ; râles sous-crépitants fins à la base du poumon droit, souffle et bronchophonie dans la fosse sus-épineuse gauche (looch avec oxide bl. d'antimoine 4,00 , vésicatoire, lav. de lait miellé).

Le 27, une selle à la suite du lavement, cyanose moins forte, même état de la poitrine (oxide bl. , emplâtre stibié).

Le 29, la pneumonie se dessine aussi à droite, dyspnée considérable, pouls 126 (saignée de 150 gr. , oxide bl.).

Le 30, plusieurs selles liquides, râles fins mêlés de souffle en bas à droite (vent. scarifiées 16, lav. laudanisé).

Le 3 mai, la diarrhée ayant cessé et l'obstruction pulmonaire persistant, on prescrit : tartre stibié 0,20 dans une potion diacodée.

Le tartre stibié est toléré le troisième jour, on le continue à 0,25 jusqu'au 9, sans accident du côté du ventre. L'état général est meilleur, les râles sont moins abondants, plus gros à droite, la respiration reste soufflée à gauche (acétate de plomb cristallisé 0,20 en pilules).

Le 14, l'état du poumon reste stationnaire, pouls toujours petit et fréquent (emplâtre de poix de Bourgogne ; Rp. extr. de digitale 0,10, extr. d'opium 0,05 pour 4 pil. à pr. 2 m. et s.).

Le 23 , amélioration sous l'influence de la digitale, moins de dyspnée, ralentissement du pouls (pot. avec herbe de digitale 0,50).

Le 27, même état, moins de râles dans la poitrine ; néanmoins la malade meurt subitement pendant la nuit.

Autopsie. Infiltration tuberculeuse de presque tout le poumon gauche ; autour des granulations, hépatisation rouge ; même état de la base du poumon droit, le reste de cet organe est sain ; sérosité dans le péricarde, hypertrophie concentrique du cœur.

Rate volumineuse ; aux environs de la valvule iléo-cœcale, quelques plaques de PEYER ulcérées en voie de réparation, d'autres déjà cicatrisées.

Rien au cerveau ni aux autres organes.

Obs. Marie Golder, dix-huit ans, servante, bonne constitution, entre à la clinique le 27 avril, malade depuis dix jours. Facies prostré, céphalalgie, pouls à 116, peau chaude et sèche, langue brûlée, narines pulvérulentes, soif vive; ventre météorisé, peu douloureux, selles liquides; bronchite capillaire généralisée (sol. gom. un quart lav. laud. m. et s.).

Le 29, selles et urines involontaires, taches rosées (id., emplâtre stibié sur la poitrine).

Le 1er mai, délire continuel, carphologie; forte diarrhée, météorisme considérable; commencement d'escharre au sacrum (lav. avec magnésie 4,00, eau 200,00; pot. av. sirop d'opium 20 gr).

Le 8, délire, pouls vif, à 120; selles involontaires, nombreuses, moins de météorisme; deux escharres au sacrum; même état de la poitrine (lav. laudanisé m. et s., pot. av. sir. d'opium 30 gr., pansement des escharres au tannate de plomb).

Le 15, les symptômes nerveux sont calmés; la malade répond aux questions qu'on lui adresse, elle n'a plus de selles involontaires; mais les escharres deviennent plus larges, plus profondes, elles rejoignent le sacrum au trochanter; suppuration très-abondante.

Le 24, la malade, quoique bien faible, allait assez bien; mais depuis hier il y a de nouveau aggravation : toux sans expectoration ni dyspnée, pouls petit, fréquent; diarrhée; œdème des pieds (tisane de riz av. extr. d'op. 0,05, looch).

Le 29, tremblement des membres, prostration; les jambes se couvrent d'ecchymoses; pouls filiforme (décoct. de quinquina 100 gr., sir. d'éc. d'or. 30 gr.).

Le 1er juin, délire, selles involontaires, extrémités froides, mort dans la nuit.

Autopsie. Pneumonie hypostatique double; à gauche, hépatisation grise du lobe inférieur; rate normale; près de la valvule iléo-cœcale, quelques plaques de PEYER ulcérées parfaitement détergées, d'autres cicatrisées.

Escharres profondes ayant dénudé les os du bassin et les deux trochanters; décollements très-étendus.

L'examen cadavérique nous montre donc les ulcères intestinaux cicatrisés ou sur le point de l'être; dans les deux cas, les malades avaient dépassé la période la plus critique de leur affection, elles sont mortes à peu près guéries de leur entérite folliculeuse ; ce qui les a enlevées, ce sont les complications ; pour la première, une tuberculisation aiguë ; pour la seconde, une pneumonie ultime, suppurée, insidieuse, et ces larges escharres qui l'ont épuisée et conduite au marasme.

Nous avons déjà signalé la façon pour ainsi dire épidémique dont se sont développées la plupart de ces entérites folliculeuses, leur début simultané dans un local où sévissait actuellement la maladie ; et bien que de faits isolés on ne doive tirer des conclusions absolues, on ne peut se refuser à voir là plus qu'une simple coïncidence. M. Forget fait volontiers cette concession aux infectionistes ; mais il n'y voit pas une raison pour généraliser cette étiologie, car il sait aussi que la fièvre typhoïde peut naître de causes locales, idiopathiques, s'attaquant primitivement au tube digestif, et auxquelles l'infection est complétement étrangère ; témoin l'entérite folliculeuse simple, dégagée de tout symptôme fébrile et typhoïde. L'observation qui suit en est un bel exemple :

Obs. Il s'agit d'un homme de vingt-trois ans, de bonne constitution, malade depuis quatre jours ; à son entrée, le 6 juin, on constate : léger mouvement fébrile, céphalalgie, éblouissements, langue blanche, pointillée ; anorexie, douleur abdominale, diarrhée (un quart lav. de guim. et pav., lim., diète).

Le 8, douleur dans la fosse iliaque, gargouillement fin ; plusieurs selles liquides ; pouls à 90, sans chaleur à la peau ; pas d'abattement, réponses promptes, mouvements faciles (même prescription).

Les jours suivants, des taches rosées apparaisssent ; crépitation iliaque, son hydro-aérique à la percussion ; toujours de la diarrhée, *pouls à peu près normal* (84), *pas trace d'état typhoïde* (même prescript., bll.).

Le 16, encore un peu de crépitation profonde et du bruit humorique; la diarrhée est arrêtée : une selle normale; la langue se nettoie (lav. émoll. 2 spes.).

Le 20, quelques rares taches rosées persistent; selles régulières, l'appétit revient (3 spes. omel.).

Le 24, convalescence confirmée.

Ce fait est plus important qu'on ne pourrait le croire au premier abord, car en lui réside toute une théorie; c'est la consécration des principes développés avec tant de lucidité par M. le professeur Forget dans son savant *Traité de l'entérite folliculeuse*; c'est l'entérite folliculeuse pure, sans fièvre ni état typhoïde. De là résulte que l'affection intestinale n'est pas essentiellement un épiphénome de la fièvre typhoïde, puisqu'elle peut exister seule, par elle-même, et alors ne doit-on pas considérer comme symptomatiques la fièvre et l'état typhoïde? Que si, dans des cas d'épidémie, comme dans ceux dont il a été question plus haut, l'entérite folliculeuse est secondaire à une infection du sang, il n'en est pas moins vrai que l'entérite folliculeuse sporadique est le plus souvent manifestement primitive. Si l'on peut observer dès le début, on voit que ce sont fréquemment les symptômes d'irritation gastro-intestinale qui ouvrent la scène, et ce n'est qu'au bout de quelques jours que l'on voit se développer le mouvement fébrile, la prostration, l'appareil typhoïde.

Le fait n'est du reste pas sans analogues : on admet bien des dyssenteries de cause locale et des dyssenteries par infection; des érysipèles d'emblée, primitifs, et des érysipèles secondaires, liés à un état gastrique, à une dyscrasie humorale.

Vers la même époque, et par une coïncidence remarquable, nous avions dans nos salles 2 bronchites, 4 pneumonie et 1 péritonite, avec état typhoïde grave, qui eussent bien pu être dénommées fièvres typhoïdes, si la lésion intestinale avait été démontrée. C'est ce qui confirme une fois de plus ce principe sur lequel nous entendions M. le professeur FORGET insister si souvent : à savoir que l'appareil typhoïde est un reflet de lésions très-diverses des solides comme des liquides, et que le point de départ de ces phénomènes doit être cherché dans une localisation quelconque. Comme il y a une bronchite typhoïde, il y a une entérite folliculeuse typhoïde, seulement ce qui pour celle-là est une complication rare, se trouve être pour cette dernière le fait le plus fréquent.

Si nous analysons les traitements mis en usage chez nos malades, nous trouvons qu'à part un cas où la date plus récente de la maladie et l'intensité des symptômes locaux ont nécessité une émission sanguine (sangsues dans la fosse iliaque), les antiphlogistiques modérés en ont constitué la base : c'est la conduite que commande l'étude raisonnée de la lésion intestinale, celle que suivent les praticiens prudents, qui se bornent à l'expectation, c'est-à-dire à l'administration de boissons délayantes, de lavements émollients, de cataplasmes, et qui font ensuite de la médecine symptomatique. Ici aussi, les symptômes ont été combattus, c'est-à-dire les divers éléments de la maladie, mais toujours a été observé ce principe qui domine l'éclectisme rationnel, qui le constitue, à vrai dire, « n'employer, pour obvier aux accidents, que des moyens qui n'aggravent point la lésion fondamentale. »

L'opium a été donné contre les accidents nerveux ; en même temps il avait l'avantage de calmer la toux et de modérer la diarrhée ; la magnésie contre le météorisme, les lavements légèrement laxatifs (lait miellé) contre la constipation, les toniques stimulants dans la période ultime de l'adynamie. A l'élément pulmonaire ont été opposés les opiacés et les antimoniaux, mais employés avec circonspection, vu l'état de l'intestin (oxyde blanc, soufre doré), puis les révulsifs (vésicatoires, emplâtres stibiés). Dans un cas où la pneumonie était intense, M. FORGET n'a pas craint de tirer du sang et de donner la potion stibiée; il y eut une amélioration passagère, et si la malade a succombé, l'autopsie a prouvé que l'affection était au-dessus des ressources de l'art. Cela ne change rien du reste à la doctrine : à savoir que l'état d'adynamie n'implique pas, par lui seul, d'une manière absolue, l'emploi des toniques. De ce qu'une pneumonie, par exemple, se manifeste chez un sujet atteint d'une affection hyposthénique, d'une maladie septique, comme on veut généralement que le soit la fièvre typhoïde, il n'en résulte point qu'elle perd sa nature inflammatoire. Placés entre deux écueils, nous ne devons user qu'avec prudence des hyposthénisants; mais nous ne trouverons pas là une raison pour administrer des excitants, des stimulants, des antiseptiques, tout cela contre une inflammation[1]!

Rappelons enfin un élément que nous avons signalé déjà et qui a dû, dans un cas, attirer toute notre attention; nous voulons parler de l'hémorrhagie intestinale : on a employé avec succès les réfrigérants, l'eau froide en compresses et en lavements. Nous ajouterons que cet accident, qui est la manifestation pour ainsi dire palpable du travail ulcératif, assez fréquent dans la pratique de ceux qui négligent la lésion de l'intestin, a toujours été d'une extrême rareté dans celle de M. le professeur FOR-

---

[1] Voy. FORGET, *Pneumonies anomales; Une épidémie de pneumonie*, par le même.

get, qui, ainsi qu'il a été dit, surveille d'une façon toute spéciale l'état du tube digestif.

Quant à l'altération humorale, inconnue dans son essence, on ne sait comment la combattre; nous ne pouvons agir que sur ce que nous connaissons, et la prudence exige que là se borne notre intervention; car, ainsi que nous le disait notre savant maître, «en pratique, l'hypothèse est par trop chanceuse[1].»

2° *Annexes (foie, péritoine).*

Foie. Deux cas d'*ictère simple* chez un homme et une femme se sont terminés rapidement sous l'influence des tempérants, des émollients, et, n'en déplaise aux partisans des purgatifs, de l'aloës, du calomel et autres cholagogues, ce traitement, le plus souvent aussi prompt dans ses résultats, a toujours sur eux l'avantage d'être plus sûr, car il s'adresse directement à la cause la plus probable de l'affection, à l'irritation gastro-intestinale; que la propagation de l'inflammation aux voies biliaires soit manifeste, comme dans l'ictère compliqué d'embarras gastrique, ou qu'elle ne soit admise que virtuellement, comme elle peut l'être dans l'ictère soi-disant spasmodique ou de cause morale.

La symptomatologie, du reste, a été classique; dans un des cas a été noté le prurit de la peau, fait plus rare qu'on ne pourrait le supposer, en lisant les auteurs.

Nos observations d'*affections du parenchyme du foie* ont présenté assez d'intérêt pour être relatées avec quelques détails:

---

[1] Forget, *Prodromes de médecine positive*, p. 18.

Obs. Chez une femme de soixante ans, décrépite, très-émaciée, des vomissements incoërcibles avec constipation opiniâtre, l'aspect cachectique, l'existence d'une tumeur épigastrique douloureuse, le développement considérable du foie, sans ascite du reste ni ictère, font supposer un cancer stomacal et hépatique. Sous les fausses côtes droites une autre tumeur dure, arrondie, crépite sous les doigts (bruit de noisettes), accusant, aux yeux de tous les assistants, la présence de calculs biliaires dans la vésicule.

La malade ayant succombé dans le marasme, on trouve à l'autopsie le foie hypertrophié, déformé, parsemé de marrons cancéreux, mais la vésicule vide et l'estomac sain. Le péritoine est très-épaissi, parsemé de plaques dures, squirrheuses. L'une d'entre elles forme une bride qui étrangle l'estomac vers son milieu, ce qui explique les accidents gastriques; d'autres offrent, au devant du foie, plus d'un centimètre d'épaisseur; leur pression détermine le bruit de crépitation particulier qui en avait imposé pour des calculs.

Obs. Une autre femme, âgée de soixante-quatre ans, a présenté un ictère très-foncé, avec ascite et œdème des extrémités inférieures; hypertrophie considérable du foie, dont la surface est inégale, bosselée; douleurs lancinantes, vive sensibilité à la pression, fréquence du pouls, météorisme épigastrique, régurgitations acides, etc.

La douleur locale indiquait la coïncidence avec la lésion organique d'un certain degré d'hépatite, et celle-ci rendait raison de la fréquence du pouls, fait, comme on le sait, exceptionnel dans l'ictère, puisque le passage (ou la rétention) dans le sang de la matière colorante de la bile produisent, au contraire, sur la circulation cette sédation remarquable qui l'a fait rapprocher, dans ses effets dyna. miques, de la digitale (MM. Forget, Rostan).

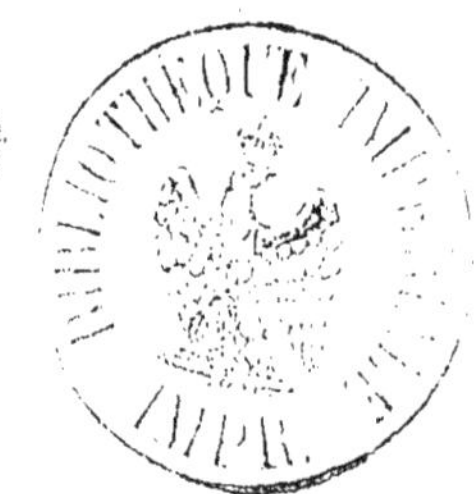

De cette double cause d'obstruction, l'une, la matière cancéreuse, restait soustraite à nos moyens d'action; l'autre, la congestion inflammatoire, pouvait être combattue; en la supprimant, les antiphlogistiques amenèrent en peu de jours une diminution rapide de l'ascite et de l'œdème; malheureusement, l'amélioration ne pouvait être que passagère, et quelques semaines après, la malade succombait aux progrès de l'affection organique.

Ce fait est intéressant au point de vue doctrinal ; nous y voyons les antiphlogistiques jouer le rôle d'hydragogues ; il prouve donc, après tant d'autres, qu'on peut arriver, d'une manière détournée, à produire par des moyens bien divers, des effets identiques, et démontre, une fois de plus, la fausseté de l'aphorisme «*naturam morborum ostendunt curationes*[1]. »

Le cas suivant est instructif par sa complexité et par les problèmes thérapeutiques qu'il a suscités.

Obs. Une femme de quarante-deux ans, de forte constitution, laveuse, entrée pour une fièvre intermittente datant de huit jours, est atteinte, en outre, d'une énorme hypertrophie du foie et de la rate avec ascite et léger œdème des extrémités inférieures ; teinte bilieuse de la peau; pas de fièvres ni de maladies aiguës antérieures, bien qu'il y ait plusieurs années que le foie est augmenté de volume ; la surface de cet organe est , du reste, parfaitement lisse; l'ascite date de quelques semaines, l'œdème de trois jours seulement.

Que devient, en présence d'un fait pareil, la fameuse doctrine de l'unité morbide? De quelle façon ces symptômes variés s'enchaînent-ils? Peut-on admettre qu'ils

---

[1] Voy. pour le développement de cette idée : FORGET, *Lettres sur la thérapeutique; Doctrine des éléments*, par le même; *Examen de l'aphorisme : Naturam morborum*, etc., par le même.

dérivent tous d'une cause unique, ou n'éprouve-t-on pas plutôt l'impérieux besoin de faire ici la part des éléments, de distinguer la maladie ancienne de l'affection récente, l'ascite et l'hypertrophie du foie, de l'œdème et de l'engorgement de la rate, consécutifs eux mêmes à la fièvre paludéenne?

Dès lors on ne songe plus à conjurer, immédiatement du moins, la lésion hépatique: elle a plusieurs années de durée; on tâche avant tout de simplifier la maladie, de résoudre l'élément séreux indépendamment de sa cause; des fomentations de scille et de digitale sont d'abord données dans ce but; pas de résolutifs intérieurs, pas de fondants, car on a besoin de l'estomac pour combattre l'autre élément, à savoir les accidents résultant de la fièvre intermittente, et la fièvre elle-même.

Ainsi est dirigé le traitement: la fièvre cède à deux prises de sulfate de quinine; au bout de trois semaines d'administration de l'extrait de quinquina, la rate s'est considérablement rétractée et il n'y a plus de traces d'œdème. Quelques purgatifs et diurétiques achèvent de résoudre presque entièrement l'ascite. Reste l'hypertrophie du foie, que la sortie de la malade empêche de traiter, et qui tôt ou tard reproduira l'hydropisie.

Nous ne ferons que mentionner en passant un cas de *cirrhose* méconnue pendant la vie, et que l'autopsie a démontrée chez une femme morte de maladie du cœur.

Péritoine. Indépendamment du cas de dégénérescence, rapporté plus haut comme complication d'un cancer du foie, nous avons observé trois fois l'inflammation de la séreuse péritonéale: les trois cas se sont terminés par la mort; en voici l'analyse succincte:

Chez une femme de cinquante-sept ans, une péritonite chronique a été le point de départ d'une cachexie séreuse, avec œdème pulmonaire, hydrothorax et hydropéricarde. L'observation se trouve consignée dans une publication récente de M. le professeur FORGET, où elle est l'objet d'une discussion des plus intéressantes [1].

Une jeune femme de vingt-cinq ans, atteinte d'érysipèle, est enlevée, en quatre jours, par une péritonite intercurrente; on retrouvera son histoire au chapitre des affections cutanées.

Chez la troisième malade, enfin, la péritonite était liée au fonctionnement de l'appareil génital et eut pour point de départ une ovarométrite; aussi ne la citons-nous ici que pour compléter nos tableaux.

II. APPAREIL RESPIRATOIRE.

	Totaux.	Hom.	Fem.	Morts.
Laryngite	2	1	1	»
Bronchite	23	16	7	2
Pneumonie	10	4	6	2
Pleurésie	3	3	»	»
Tubercules pulmonaires	9	3	6	3
Hydropneumothorax	1	1	»	1
	48	28	20	8

Les affections des voies respiratoires figurent, comme d'habitude, pour un chiffre important dans notre cadre. On y remarque tout d'abord la proportion considérable des *phlegmasies de la muqueuse bronchique*. M. le professeur FORGET insiste dans ses leçons sur cette affection si fréquente, si grave dans ses conséquences possibles, et pourtant si généralement négligée. A l'état chronique,

[1] FORGET|, *Des erreurs de diagnostic dans les maladies du cœur* (*Union médic.*, 1857, nᵒˢ des 3, 5 et 8 décembre).

elle peut devenir par elle-même une cause d'épuisement et de mort, et plus fréquemment donner lieu à des congestions pulmonaires habituelles, qui se traduisent quelquefois par des hémoptysies, et souvent déterminent des affections plus sérieuses, particulièrement la pneumonie. Le ramollissement, puis la dilatation des bronches sont des épiphénomènes assez ordinaires; l'élargissement des vésicules pulmonaires elles-mêmes, l'emphysème, est moins rare encore. En raison de l'obstacle circulatoire qui siége au poumon, on voit la stase du sang veineux se produire dans le cœur droit, donner lieu à la dilatation de ses cavités, et à tous les accidents qui en résultent; sans compter que la lésion du cœur une fois produite entretient par elle-même la maladie qui l'avait déterminée, la bronchite.

La bronchite donne l'éveil à certaines diathèses préexistantes: elle favorise l'évolution du tubercule; épiphénomène constant de la phthisie, elle se présente encore comme complication habituelle de maladies variées, telles que les affections du cœur gauche, la fièvre typhoïde, la rougeole, la grippe enfin, s'il n'était plus vrai de dire qu'elle constitue l'élément essentiel de cette maladie, qui n'est, à proprement parler, qu'une bronchite épidémique.

Bref, il nous a été donné de l'étudier sous toutes ces faces diverses, avec les complications les plus variées. Nos 25 cas se répartissent en effet de la manière suivante : 15 à forme aiguë, parmi lesquels 5 capillaires et 2 localisés presque exclusivement au larynx et à la trachée; 12 à marche chronique, dont 5 emphysémateux et 2 suspects de tubercules. Comme autres complications, nous avons observé quatre fois la pleurodynie, une fois la chlorose, deux fois la fièvre intermittente.

Deux de nos bronchites capillaires ont affecté au début la forme typhoïde, et si l'affection a pu rester un instant douteuse quant à sa nature primitive, le traitement mis en usage, en dissipant rapidement les symptômes nerveux, a prouvé d'une manière évidente que ceux-ci étaient bien greffés sur la phlegmasie bronchique. Il n'a en effet nullement différé de celui des bronchites capillaires simples, sans état typhoïde : émissions sanguines générales et locales, tartre stibié et autres antimoniaux, opiacés, révulsifs, administrés le plus souvent dans l'ordre où ils sont cités, ou diversement combinés suivant les indications.

Nous relatons ici un incident, se rattachant à l'emploi du tartre stibié en application externe, qui nous a frappés, puisqu'il se reproduisait, à la même époque, dans des proportions plus sérieuses, sur un autre malade dont il sera question bientôt.

Obs. Jeune homme de dix-neuf ans, bien constitué, un peu lymphatique, entré le 2 mai pour une bronchite capillaire généralisée datant de deux jours (16 vent. scar., tartre stibié 0^{gr},25, continué pendant deux jours; puis, la fièvre étant tombée, looch avec soufre doré 0^{gr},20).

Le 9, application d'un emplâtre stibié à la région sternale; le malade ne s'en plaignant point, et l'effet topique tardant à se produire, on l'y maintient pendant trois jours.

Le 12, au matin, on l'enlève : trois ou quatre petites pustules seulement se remarquent sur la peau, qui n'est du reste le siége que d'une rubéfaction légère et d'une sensation de picotement très-supportable. Mais dans le courant de la journée, malgré le soin avec lequel on s'est appliqué à ne laisser aucune trace de matière emplastique, la pustulation se développe avec une acuité extrême, accompagnée de douleurs intolérables. Le soir, le malade est saisi comme d'un accès de délire, saute hors de son lit et parcourt la salle en poussant des cris plaintifs; on a toute peine à obtenir un peu de calme. La peau est d'un rouge vif, parsemée d'une multitude de petites élevures semblables à une éruption miliaire (onct. de cérat opiacé, 2 grains d'opium pour la nuit).

Le 13, la nuit a été très-agitée, il n'y a pas eu un instant de sommeil; douleurs toujours très-intenses; gémissements. Les pustules sont toutes nettement formées, quelques-unes sont ombiliquées (onct. opiacées).

Le 14, plusieurs pustules deviennent confluentes.

Le 16, confluence générale; toute la surface primitivement occupée par l'emplâtre suppure largement; la douleur s'est considérablement apaisée.

Contrairement à ce qu'on eût pu supposer, la cicatrisation de cette vaste plaie ulcérée s'opéra si rapidement, que cinq jours plus tard elle était déjà presque complète, et que le 25, le malade, guéri du reste de sa bronchite, obtenait son *exeat*.

Quant aux bronchites chroniques, les émollients, les révulsifs internes et externes et les opiacés constituent la base rationnelle et réellement utile du traitement. La plupart de nos malades y ont trouvé sinon la guérison de leur affection, au moins un soulagement notable à leur infirmité. Dans quelques cas cependant, les lésions organiques déjà produites n'ont pu être modifiées; deux fois elles ont occasionné la mort. Chez une femme de cinquante-deux ans, qui succomba à une anasarque considérable avec toux, dyspnée et cyanose, on trouva à l'autopsie les poumons gorgés de sang et de sérosité, les bronches ramollies, injectées, remplies de mucus; de plus, une dilatation du cœur droit, mais sans lésion des cavités gauches. Le point de départ des accidents mortels était donc bien la lésion pulmonaire. Signalons incidemment une altération curieuse des capsules surrénales qu'a révélée ici l'examen cadavérique; le tissu de ces organes avait subi une dégénérescence graisseuse avancée; du côté droit il renfermait en outre sept à huit petits calculs rougeâtres, du volume d'un grain de moutarde ou de millet, que l'analyse démontra composés exclusivement d'acide urique.

Un fait nécropsique plus intéressant se rapporte à un homme de soixante-dix ans qui mourut après six mois de séjour dans nos salles, épuisé par une bronchite contre laquelle toutes nos ressources thérapeutiques étaient restées impuissantes. A l'autopsie, pleurésie ultime à droite ; poumon droit carnifié dans toute l'étendue de son lobe supérieur ; vers le sommet se rencontrent, au milieu d'une infiltration de matière mélanique, trois petites concrétions pointues, irrégulières, de consistance éburnée. Bronches chroniquement enflammées. Nulle part de traces de tubercules.

L'analyse de ces produits a été faite par M. Hepp, pharmacien en chef des hospices ; en voici le résultat :

Poids des 3 concrétions réunies : $0^{gr}447$.
Densité : 2,368.

	Composition pour $0^{gr},447$	pour $1^{gr},00$
Matière organique	$0^{gr},094$	$0^{gr},21$
Matière inorganique . . .	$0^{gr},353$	$0^{gr},79$

Composition de la matière inorganique pour $0^{gr},353$		pour $1^{gr},00$
Phosphate calcique	$0^{gr},238$	$0^{gr},674$
Carbonate calcique	$0^{gr},095$	$0^{gr},279$
Carbonate magnésique . . .	$0^{gr},020$	$0^{gr},047$

Ce sont là de véritables ostéides, bien différents des corps cicatriciels stellaires qui résultent d'anciennes excavations tuberculeuses, ou des tubercules secs, crétacés, décrits par les auteurs, et qui pour Bayle constituaient la phthisie calculeuse. Ils se rattachent plutôt à l'affection étudiée, il y a quelques années déjà, par M. le professeur Forget, qui l'a le premier isolée de la maladie tuberculeuse sous le nom de *phthisie calculeuse primitive*[1].

Ce fait se joindrait donc à ceux qui font la base de ce travail et viendrait encore confirmer, s'il était nécessaire, les conclusions qui le terminent. On peut en effet se demander ici si la bronchite opiniâtre, qui a fini par enlever le malade, n'était pas sous la dépendance de ces corps étrangers, dont l'expulsion, possible dans un avenir plus ou moins éloigné, eût amené peut-être la rémission des accidents, ainsi qu'il advint pour les malades des deux premières observations du mémoire cité.

La *pneumonie* a été représentée par dix cas observés chez quatre hommes et six femmes : les résultats obtenus sont de nature à démontrer les avantages du traitement classique, auquel M. Forget conserve encore toujours la préférence, nonobstant les nombreux remèdes nouveaux proposés chaque jour. Des deux cas suivis de mort, l'un se rapporte en effet à une femme de soixante-huit ans, entrée à un degré avancé de sa maladie, et chez laquelle l'autopsie révéla une pneumonie suppurée compliquée de cavernes tuberculeuses.... l'autre est relatif à une jeune femme de vingt-trois ans, à laquelle nous nous félicitions d'avoir fait traverser heureusement les phases les plus critiques d'une pneumonie intense, lorsqu'une syncope l'enleva subitement, tandis qu'elle causait à ses voisines ; l'examen des pièces anatomiques ne put justifier l'issue fatale : le poumon droit, engoué en arrière, offrait dans sa base un reste d'hépatisation rouge ; les autres organes essentiels à la vie étaient sains. On n'avait usé que modérément des anti-

---

[1] Forget, *Aperçu clinique sur la phthisie calculeuse primitive*, 1854.

phlogistiques ; le tartre stibié n'avait point déterminé de prostration : il était du reste supprimé depuis trois jours, et l'état général de la malade était excellent peu avant la catastrophe. C'est donc là un malheur imprévu, qui reste inconnu dans sa cause, et dont nous pouvons en toute conscience récuser la responsabilité.

Quant aux cas qui ont guéri, leur durée moyenne a été de 17 jours; minimum 10, maximum 50. Les émissions sanguines, le tartre stibié, les vésicatoires ont été employés comme méthode fondamentale. Ce sont là, suivant l'expression pittoresque de notre maître, les trois sacrements de la pneumonie, et ce n'est que bien rarement que les symptômes observés obligent réellement à dévier de la règle.

Comme succédané du tartre stibié, on a donné l'oxyde blanc, d'emblée, dans les cas de complication gastro-intestinale ou de débilité considérable, après le tartre stibié, lorsque celui-ci n'était plus toléré, ou que la rémission des symptômes dispensait de l'emploi du moyen héroïque. Le kermès, le soufre doré, les laxatifs, les opiacés, n'ont figuré que comme moyens exceptionnels.

Chez une femme enceinte de sept mois, nous avons vu la pneumonie provoquer l'avortement, après six jours d'invasion : l'enfant fut expulsé vivant; mais faiblement constitué, chétif, il succomba au bout de quelques heures. Quant à la mère, divers accidents signalèrent la période de la puerpéralité; elle finit néanmoins par guérir.

Deux fois a été observée la rougeur des pommettes du côté correspondant à celui de l'hépatisation. Ce fait méritait d'être consigné, car, signalé récemment par M. GUBLER, il occupait beaucoup à cette époque la presse

médicale. Hâtons-nous toutefois d'ajouter que plus fréquemment cette coïncidence ne s'est point présentée ;
aussi avons-nous pu juger par nous-mêmes, combien le
principe qu'on avait voulu ériger en règle comportait
d'exceptions.

Une pneumonie avec symptômes typhoïdes a présenté
dans sa marche quelques particularités intéressantes :

Obs. Une jeune fille de douze ans, bien développée, malade
depuis huit jours, entre à la clinique le 27 mai: facies typhoïde,
prostration, lèvres et dents fuligineuses, langue blanche au
centre, rouge et pointillée sur les bords; peau chaude, pouls
petit, à 108; céphalalgie; ventre météorisé, diarrhée. Toux fréquente, crachats visqueux, incolores; râles disséminés; en arrière à gauche, râles sous-crépitants fins (10 vent. scar., lavement de guim. et pav., cataplasme abdominal, solut. gom.).

Même état le lendemain (lavement émollient, looch).

Le 29, râles crépitants mêlés de souffle et de bronchophonie
à l'angle de l'omoplate du côté gauche (saignée de 200 gr., tartre
stibié, 0^{gr},20).

Le 30, prostration extrême, lipothymies, pouls petit et faible,
vomissements, selles nombreuses. Cet état nécessite la suppression du tartre stibié, auquel on substitue l'oxyde blanc, 5 gr.
Lavement de guim. et pav.

Amélioration les jours suivants.

Le 3 juin, le ventre étant calme, on rend le tartre stibié qui
cette fois est toléré. La dose est successivement portée à 0^{gr},40.

Le 7, la fièvre est tombée, la prostration est dissipée, l'état
général est bon (3 spes. oxyde bl., 5 gr., continué jusqu'au
16 juin). A cette époque, la malade est en pleine convalescence ;
son état général est parfait, elle ne tousse plus guère, elle a de
l'appétit et pourrait être considérée comme entièrement guérie,
sans la persistance d'un peu de souffle et de résonnance vocale
mêlés de quelques râles pendant la toux. Un emplâtre stibié, puis
un vésicatoire, sont appliqués comme résolutifs; le 27 seulement, les derniers signes stéthoscopiques ont disparu.

Voilà donc une pneumonie simulant au début l'entérite folliculeuse. Mêmes considérations ici que pour les
bronchites typhoïdes dont il a été question plus haut :
c'est sous l'influence du traitement de la phlegmasie pulmonaire que s'est dissipé l'état typhoïde ; mêmes conclusions aussi relativement à sa signification doctrinale.

Le tartre stibié, essayé au début, n'a pu être continué
en raison de l'état du tube digestif et de l'adynamie profonde où se trouvait la malade ; mais en présence de l'é-
lément phlegmasique on a su résister à l'indication des
stimulants, et comme moyen terme, on a choisi l'oxyde
blanc qui pouvait modifier cet élément, tout en épargnant
les forces qui étaient près de faillir ; et c'est ainsi que l'on
vit le pouls se relever, les forces se rétablir et les troubles
digestifs se dissiper, ce qui permit de recourir ensuite
derechef au grand modificateur, au tartre stibié.

On a remarqué la longue persistance de quelques signes
locaux, après que l'amendement des symptômes fonctionnels et la marche même des principaux phénomènes stéthoscopiques ne pouvaient laisser de doute sur la résolution. C'est que, ainsi qu'il a été dit avec beaucoup de
justesse, l'état du poumon après l'inflammation rappelle
l'induration du tissu cellulaire qui suit le phlegmon, reste
d'engouement, reliquat de pneumonie, qui persiste quelque temps encore après que le stimulus inflammatoire a
disparu, jusqu'à la résorption définitive et complète des
produits exsudés.

On se rappelle sans doute avoir vu, à propos de bronchite, un exemple de l'action physiologique locale du
tartre stibié, dans des circonstances qui journellement
pourtant se répétaient pour nos autres malades, sans qu'il
en résultât jamais rien de fâcheux. Dans l'observation sui-

vante, le même accident s'étant produit, l'étiologie a été plus facile à établir.

Obs. Homme de vingt-quatre ans; constitution moyenne, tempérament lympathique; entré le 24 avril pour une pneumonie datant de quatre jours (2 saignées, 2 applications de ventouses scarifiées, oxyde blanc, — diarrhée).

Le 29, amendement notable des symptômes; souffle obscur, résonnance franchement égophonique dans le tiers inférieur du poumon gauche, râles sous-crépitants superficiels, persistance des vibrations thoraciques (emplâtre stibié dans le dos.)

Bien qu'un intervalle de deux jours eût séparé cette application de celle des dernières ventouses, et que les scarifications semblassent guéries, on les trouve dès le lendemain enflammées, rouges, très-douloureuses; la matière emplastique est enlevée aussi exactement que possible; malgré cela, la pustulation se développe rapidement au niveau de chacune des coupures. L'exploration dn thorax étant devenue impossible, et l'état du ventre le permettant, on donne par précaution la potion stibiée qui est continuée jusqu'au 3 mai, époque à laquelle la rémission des symptômes pectoraux permet de ne plus s'occuper que des lésions nouvelles. Les pustules, en effet, sont devenues confluentes, et prennent un aspect gangréneux: la tuméfaction et la douleur sont toujours intenses.

Le 16, de la réunion des points mortifiés résulte actuellement une escharre unique pour chaque groupe de scarifications; il y en a 12, disséminées sur la partie postérieure et latérale du thorax, à gauche; chacune d'elle est entourée d'une auréole inflammatoire.

L'élimination de ces escharres se fit rapidement, mais la cicatrisation des pertes de substances qui en résultèrent dura plusieurs semaines, et ce n'est que le 10 juillet que le malade put quitter l'hôpital complètement guéri.

C'est avec intention, bien que notre but fût surtout de faire ressortir ici un fait accessoire, une complication de la maladie principale, que nous avons reproduit néanmoins un fragment de symptomatologie relatif à cette dernière; c'est qu'il renferme un fait de diagnostic intéressant. Fréquemment la bronchophonie simule certaines nuances de l'égophonie; mais il est plus rare de voir une voix jetonnée franche révéler une hépatisation ; or ici, où il n'y avait pas d'hésitation à garder sur le timbre nettement égophonique de la résonnance, les autres signes concomitants ne permettaient point d'admettre la présence d'un liquide dans la plèvre : caractère superficiel des râles, persistance des vibrations thoraciques, etc. Invoquera-t-on un degré léger de pleuro-pneumonie? Mais le phénomène se percevait dans une étendue considérable, jusque vers l'angle de l'omoplate, là où s'arrêtaient aussi le râle, la matité et le souffle. L'explication du fait se tirera plutôt du mécanisme d'après lequel se produit la résonnance, mécanisme analogue dans l'un et dans l'autre cas, et qui se résume en une induration, en une condensation des parties du poumon en contact avec l'oreille. L'égophonie est la bronchophonie modifiée par la présence d'un liquide interposé; que maintenant le tissu pulmonaire périphérique vibre à la façon d'une couche liquide, ce qui peut arriver dans certaines pneumonies peu plastiques, comme celle dont il s'agit ici, et la voix jetonnée devra se faire entendre.

Indépendamment des *pleurésies* ultimes que nous avons rencontrées à l'autopsie de plusieurs malades qui ont succombé à des affections diverses, nous avons observé trois fois cette affection à l'état simple, primitif. Les trois cas se sont présentés chez des hommes et ont été suivis de guérison.

L'un deux, que nous avons pu suivre dès le début, puisque la maladie se déclara intercurremment chez un homme qui séjournait dans nos salles pour quelques troubles cardiaques, fut remarquable par l'absence totale de signes fonctionnels, coïncidant avec un épanchement qui dépassait la moitié de la hauteur du thorax, à gauche.

Deux fois nous pûmes constater, à l'aide des signes stéthoscopiques, l'existence d'une quantité de liquide déjà assez abondante, avant que la mensuration, pratiquée avec le plus grand soin, ne fournît aucun indice de dilatation thoracique; ce qui prouve bien l'exagération dans laquelle tombent ceux qui pensent, à l'aide d'instruments mensurateurs, pouvoir épier le début même de l'épanchement; fait *à priori* impossible, puisque le poumon, en raison de sa moindre résistance, se laissera toujours déprimer, avant que la paroi costale ne cède à l'effort du liquide.

Relativement au traitement, toutes trois étaient encore assez récentes pour présenter des symptômes inflammatoires qui nous engagèrent à débuter antiphlogistiquement. Cet élément conjuré, restait l'épanchement, dont la résorption est plutôt l'œuvre de la nature, et réclame toujours un temps plus ou moins long pour peu qu'il soit abondant. Les vésicatoires volants largement appliqués, les diurétiques, les laxatifs, nous ont avantageusement servi dans cette période.

Dix *phthisies pulmonaires confirmées* ont passé sous nos yeux, chez 4 hommes et 6 femmes. Quatre fois il nous a été donné de vérifier à l'autopsie les ravages produits par cette terrible affection : dans tous ces cas, nous avons trouvé des désorganisations pulmonaires énormes ; constamment aussi s'est présentée l'ulcération des follicules intestinaux. M. le professeur FORGET appelle l'attention des élèves sur la grande fréquence de cette lésion, source de la diarrhée rebelle qui signale les dernières étapes de la phthisie: d'où l'inanité, voire même les dangers de ces nombreux moyens, la plupart toniques ou stimulants, chaque jour inventés contre elle. Le hasard lui ayant fourni l'occasion de produire concurremment les pièces pathologiques d'un de nos tuberculeux, et celles d'un malade mort d'entérite folliculeuse, M. FORGET profita de la circonstance pour faire ressortir les caractères particuliers de ces ulcérations, tels qu'ils résultent du mécanisme même de leur formation. Moins régulières, moins lisses, à bords inégaux, comme déchiquetés par les tubercules disséminés et à divers degrés de leur évolution, présentant dans leur fond des granulations blanchâtres, vestiges de la matière tuberculeuse, elles ne sont d'ailleurs que bien rarement confinées aux environs de la valvule iléocœcale, comme dans l'entérite folliculeuse; disséminées dans une assez grande hauteur de l'intestin grêle, elles se rencontrent presque toujours simultanément aussi dans le gros intestin[1].

Chez un homme de trente ans, que nous avons suivi de près pendant plus d'un an, nous avons observé la particularité intéressante d'un *hydropneumothorax* par perforation tuberculeuse, *guéri*, et récidivé après plusieurs mois de calme, pendant lesquels il ne présenta, comme reste de cet accident, qu'un déplacement considérable du cœur dont les battements se percevaient au tact et à l'auscultation sous le bord droit du sternum et jusque sous le mamelon du même côté. Le gaz et le liquide épanchés s'étaient ici résorbés; c'est graduellement qu'on les a vus diminuer, puis disparaître: il n'y eut point d'évacuation brusque, comme on a pu l'observer dans quelques cas

---

[1] Voy. FORGET, *Des caractères différentiels des ulcérations intestinales dans la phthisie et dans l'entérite folliculeuse.*

où les bronches, dont la perforation avait été le premier mobile des accidents, ont donné derechef issue au contenu des plèvres.

Peu de semaines après la rechute, le malade, miné d'ailleurs par l'affection tuberculeuse, épuisé par la fièvre hectique, succomba, et l'autopsie rendit compte des symptômes observés pendant sa vie. Quelques pseudomembranes existent à la surface du poumon gauche, qu'elles fixent en avant au côté droit de la paroi sternale et au péricarde, retenu à ce même niveau. L'épanchement de récente formation est constitué par une sérosité trouble, dans laquelle nagent quelques flocons fibrinoalbumineux; il y en a un litre et demi environ; plus haut la plèvre est distendue par des gaz : la percussion y produit un son tympanique. La perforation existe au-dessous du niveau du liquide, car l'insufflation pratiquée par la trachée développe une série de bulles d'air qui viennent crever à sa surface. (Malheureusement, sur le poumon extrait de la cavité thoracique, elle ne put être nettement déterminée, en raison de quelques déchirures qu'entraîna, malgré tout le soin qu'on y mit, le détachement des parties adhérentes.)

Les poumons, du reste, sont criblés de cavernes et de tubercules à divers degrés d'évolution.

III. APPAREIL CIRCULATOIRE.

	Totaux.	Hommes.	Femmes.	Morts.
Péricardite	1	»	1	1
Lésions organiques	4	2	2	1
Hydropéricarde	1	»	1	»
Dilatation passive du cœur droit	1	»	1	»
Anévrisme de l'aorte	1	1	»	»
Chlorose	5	»	5	»
	13	3	10	2

Notre cas unique de *péricardite* a été méconnu pendant la vie ; ce qui devait être, ainsi qu'il ressort de l'analyse de l'observation :

Obs. La malade, en effet, âgée de soixante-treize ans, entra au service dans un état d'asphyxie commençante : anasarque considérable, reflux veineux, cyanose, dyspnée ; pouls petit, fréquent, irrégulier ; battements du cœur, faibles, confus, sans bruit anormal, sans voussure, ni matité étendue. Râles pulmonaires, disséminés, abondants ; matité et œgophonie à la base.

Elle mourut trois jours après : à l'autopsie, engouement pulmonaire, épanchement pleural double, séreux, limpide. Adhérences partielles déjà anciennes du péricarde ; fausses membranes plus récentes dont les faces en regard de la séreuse sont tapissées, et sous lesquelles la surface du cœur est injectée, pointillée et parsemée de petites taches laiteuses, légèrement saillantes, arrondies, ressemblant à des tubercules. Épaississement léger des valvules aortiques, qui sont du reste bien mobiles, non déformées.

Le cœur ne jouait donc pas librement dans son enveloppe ; les adhérences qui bridaient ses mouvements empêchaient le bruit de frottement de se produire ; il n'y avait d'autre part pas d'épanchement, et partant, le deuxième des signes pathognomoniques, à savoir les battements lointains, devait faire défaut : or, en l'absence de ces deux signes, « l'erreur est des plus faciles, et comme « Læннec, on en est réduit à peser les circonstances et « à deviner la maladie, dans l'impossibilité de la caractériser positivement et de la différencier des autres lésions qui donnent lieu aux mêmes symptômes [1]. »

Quant aux adhérences elles-mêmes, ce n'était guère qu'au moment de leur formation qu'on eût pu les diagnostiquer, alors qu'aux signes actuels de la péricardite aiguë eussent

---

[1] Forget, *Précis des maladies du cœur*, p. 120.

succédé le tumulte et la confusion des battements du cœur et l'aggravation générale des symptômes[1].

Affections organiques. On a signalé dès longtemps le défaut de rapport qui souvent existe entre le degré avancé des lésions valvulaires et l'issue de la maladie. C'est ainsi qu'on voit la vie se prolonger sans accidents sérieux chez nombre de sujets qui présentent les symptômes généraux et locaux d'une affection organique du cœur en apparence des plus graves.

Deux cas de ce genre se sont présentés chez nos malades :

L'un est relatif à une femme âgée, qui séjournait depuis près d'un an dans nos salles avec une forte cyanose, des palpitations, de l'œdème aux extrémités inférieures. L'auscultation révélait un bruit de souffle rude au premier temps, avec frémissement cataire, sans force d'impulsion (lésion mitrale). Ce souffle offrait de temps en temps un timbre musical assez curieux; d'autres fois c'était une sorte de sifflement ou de piaulement. La malade néanmoins ne se plaignait que d'un peu de dyspnée; elle était levée et circulait la journée durant; son état resta stationnaire pendant les quelques mois où nous la tînmes en observation : il semblait même plutôt s'être amélioré lorsque nous quittâmes le service.

L'autre cas se rapporte à une fille de vingt-trois ans, souffrant de palpitations et de dyspnée depuis plus de dix ans, véritable type de diathèse cardiaque, au facies bouffi, turgescent, rouge violacé, aux yeux saillants, injectés, hagards, aux lèvres cyanosées. Un bruit de souffle rude, absorbant tout le premier temps, se propageait dans la courbure de l'aorte et jusque dans les caro-

---

[1] Voy. *Adhérences du péricarde*, ouvr. cité, p. 143 et suiv.

tides, et s'entendait en outre presque aussi fort vers la pointe du cœur, entre la sixième et la septième côte. Il n'y avait ni voussure, ni force d'impulsion ; le pouls était petit, dépressible, assez régulier.

La malade sortit, après plusieurs mois de séjour, dans l'état qui l'avait vue entrer.

M. le professeur Forget avait admis chez cette femme une double lésion : rétrécissement de l'orifice aortique, en raison du souffle au premier temps propagé dans l'aorte ; lésion de l'orifice mitral, compliquant la première, pro·bablement même prédominante, eu égard à la propagation du souffle à la pointe du cœur, et surtout à l'absence des signes de dilatation et d'hypertrophie du ventricule gauche, qui eussent existé, à n'en pas douter, avec une lésion aortique isolée ou prédominante, datant d'une époque aussi reculée (dix ans). Quant à la nature de cette lésion, il lui a semblé rationnel d'admettre l'insuffisance, car il rejette entièrement, comme antiphysiologique, la doctrine de la nouvelle école qui prétend faire du souffle au premier temps le symptôme caractéristique du *rétrécissement mitral*[1].

Cette finesse de diagnostic, conséquence naturelle de l'application des signes nouveaux dont M. le professeur Forget a enrichi l'histoire des maladies du cœur, se vérifie chaque jour sur le terrain de la clinique comme sur la table de l'amphithéâtre. Le fait suivant qui semble au premier abord infirmer la doctrine, en est au contraire une consécration éclatante :

Obs. Un homme de cinquante-six ans, de forte constitution, dit avoir eu un rhumatisme articulaire il y a vingt ans ; il tousse

---

[1] Forget, *Lettre à la Société de médecine des hôpitaux de Paris sur les maladies du cœur.*

depuis plusieurs années; dyspnée habituelle depuis six mois. A son entrée, 17 avril, facies anxieux, cyanosé, œdème général très-développé. Forte dyspnée, toux, crachats muqueux, striés de sang; râles généralisés. Reflux veineux; point de voussure précordiale; battements du cœur faibles, comme étouffés, sans bruit de souffle; pouls petit, mou, à 90. Urines foncées, non albumineuses. Diagnostic: bronchite capillaire chronique, généralisée; dilatation consécutive du cœur droit, sans lésions du cœur gauche; à moins, ajoute M. FORGET, que la faiblesse des pulsations n'empêche le bruit de souffle de se produire.

Le malade meurt subitement trois semaines plus tard, après avoir traversé heureusement des accidents graves du côté du poumon (pneumonie double).

Autopsie. Les deux poumons engoués en arrière. Bronches chroniquement enflammées.

Adhérence générale, ancienne, du péricarde; cœur volumineux, en gibecière: le ventricule gauche n'est pas sensiblement dilaté ni hypertrophié, mais les trois autres cavités ont une ampleur considérable. Valvules aortiques ossifiées, épaissies, déformées, formant rétrécissement et insuffisance. Même état des valvules mitrales, dont l'épaississement considérable, mais simplement fibreux, forme un anneau étroit, d'un rétrécissement et insuffisance.

La dilatation *a tergo* ne s'est donc produite ici qu'à partir de l'orifice mitral; si, malgré la lésion aortique, elle a laissé libre le ventricule gauche, c'est que les orifices mitral et aortique étaient également rétrécis, de sorte que le ventricule ne recevait pas plus de sang qu'il n'en expulsait.

Quant à l'absence de bruit de souffle, malgré la double altération valvulaire, ainsi que dans l'observation de péricardite citée plus haut, elle trouve son explication dans la faiblesse des contractions du cœur enchaînées par l'adhérence générale du péricarde, qui ici encore avait dû rester méconnue pendant la vie.

Cette observation fait partie d'un travail récent de

M. le professeur FORGET auquel nous renvoyons nos lecteurs, nous bornant ici à n'en donner qu'un résumé très-succinct[1].

La discussion porte sur quatre de nos observations, qui, tout en se ressemblant par la physionomie générale et par l'absence du bruit de souffle, ont présenté chacune des lésions différentes : 1° altération avancée des deux orifices du cœur gauche; 2° point de départ au poumon, dilatation consécutive du cœur droit, rien au cœur gauche ; 3° péricardite ancienne avec adhérences ; 4° hydropéricarde considérable, avec cachexie séreuse, ayant son point de départ probable dans une péritonite chronique. M. FORGET insiste dans ses conclusions sur la difficulté de reconnaître le siége et la nature des lésions cardiaques en l'absence de leur signe pathognomonique, le bruit de souffle rude, bruit de souffle que des causes diverses peuvent faire manquer, ne laissant alors subsister, comme seul élément de diagnostic, que les symptômes généraux qui, comme on le sait, sont toujours les mêmes, quel que soit le siége de l'obstacle à la circulation veineuse, qu'il réside au cœur gauche, au poumon ou au cœur droit. D'où résulte enfin, que dans ces cas on peut être porté à attribuer au cœur des lésions siégeant dans d'autres organes, et réciproquemment.

Deux mots seulement, pour terminer ce chapitre, d'un homme chez lequel la dyspnée, la cyanose, l'irrégularité des pulsations faisaient supposer l'existence d'une affection organique du cœur, bien qu'on n'eût pas constaté de bruits anormaux. La coïncidence d'accès d'asthme, en

---

[1] FORGET, *Des erreurs de diagnostic dans les maladies du cœur, Un. médic.*, déc. 1857.

l'absence de signes d'emphysème et de bronchite persistante, constituait pour M. le professeur FORGET une présomption de plus, car il lui répugne d'admettre l'asthme essentiel, la névrose pure, en dehors de promoteurs organiques, en dehors des lésions du cœur ou de l'arbre bronchique[1].

Maladies des vaisseaux.

Obs. Un homme de soixante-six ans, jardinier, de constitution assez chétive, mais habituellement bien portant, a commencé à éprouver, il y a un an, des douleurs du côté gauche du sternum. Depuis cinq à six mois, elles sont très-intenses, et se sont étendues vers l'épaule du même côté: palpitations, dyspnée parfois très-forte, augmentant par les exercices musculaires; vertiges, céphalalgie; élancements douloureux dans le bras gauche, mais sans fourmillements dans les doigts. Il y a trois semaines enfin, le malade s'aperçut pour la première fois de l'existence au niveau du siége principal de ses douleurs d'une petite tumeur soulevée et distendue par des battements, qui depuis lors se développa chaque jour. *A son entrée*, le 18 avril, on constate sur le côté gauche du sternum, au-dessous de l'articulation sterno-claviculaire, une tumeur de nature évidemment anévrismale, molle, en partie réductible, sans changement de couleur à la peau, pulsative, notablement élevée au-dessus du niveau du sternum dont elle a détruit la moitié gauche, ainsi que les cartilages des 2e, 3e et 4e côtes; elle offre une étendue de 7 à 8 centimètres en tous sens; un battement simple, très-fort, isochrone avec le premier bruit du cœur, s'entend à son niveau; il n'est accompagné d'aucun susurrus, tel qu'en produirait le passage du sang dans une poche anévrismale à travers un orifice rétréci. Cette tumeur est douloureuse à la pression; elle est aussi le siége de douleurs spontanées, irradiant vers l'omoplate gauche et par moments dans le bras jusqu'au coude. Pouls normal aux deux poignets; dyspnée, un peu de cyanose. Rien d'appréciable du côté du cœur ni des poumons.

Au bout d'un mois de séjour, pendant lequel furent mis en usage, bien que sans espoir de succès, les sédatifs à l'intérieur,

---

[1] FORGET, *De l'élément névrose et de l'asthme en particulier*.

l'opium, la digitale, et les astringents en applications externes (acétate de plomb), le malade, dont l'état s'était momentanément amélioré, pensa pouvoir reprendre ses occupations.

Cet essai lui réussit mal, et il rentrait quelque temps après, dans un état plus grave; la tumeur avait considérablement augmenté; il était en outre porteur d'un anthrax à la nuque qui le faisait beaucoup souffrir. A la fin du semestre, lorsque nous quittâmes le service, l'anthrax était guéri; quant à l'anévrisme, nous le laissions, après plusieurs alternatives de mieux et de plus mal, dans un état à peu près stationnaire, résultat bien satisfaisant déjà, car en présence d'une affection incurable, les moyens les plus rationnels ne peuvent que reculer l'issue fatale.

Comme on le voit, l'histoire de ce malade a été toute classique; le diagnostic était des plus faciles, car on avait sous les yeux et sous la main la tumeur anévrismale avec tous ses caractères. Or, il n'en est pas toujours ainsi, et lorsqu'on n'a pas au moins la voussure et le soulèvement du sternum (FORGET), avant que sous l'influence des battements répétés de la tumeur, la substance de cet os se soit peu à peu usée et détruite, on manque le plus souvent de signes suffisants pour arriver à établir la nature réelle de l'affection. Signalons encore le siége assez rare de cette tumeur, à gauche du sternum; c'est ordinairement à son bord droit qu'elle apparaît : c'est que l'anévrisme affecte de préférence la partie antérieure et le bord convexe de la crosse aortique. Ici, où nous l'avons vue surgir à gauche, il est probable qu'elle s'est développée à la partie antérieure, du côté de la concavité de la crosse.

Maladies de sang.

La *chlorose* ne nous arrêtera pas. Les cinq cas que nous avons eus en traitement ont été avantageusement modifiés par le fer; l'un deux fut compliqué d'une fièvre intermittente intercurrente, deux autres de pleurodynie.

IV. APPAREIL CÉRÉBRO-SPINAL.

	Totaux.	Hom.	Fem.	Morts.
Paraplégie	3	1	2	»
Congestion de la moelle épinière . .	1	1	»	»
Hyperesthésie générale	2	»	2	»
Névralgie	5	1	4	»
Épilepsie	1	1	»	»
Chorée	1	»	1	»
Hystérie.	2	»	2	»
Nosomanie	1	1	»	»
	16	5	11	»

Nos *paraplégies*, au nombre de trois, de date déjà
ancienne et de causes mal établies, sont restées presque
entièrement réfractaires aux traitements variés qui ont
ont été mis en usage. (Saignées locales, frictions rubé-
fiantes sur la région rachidienne, électricité, bains de
vapeur; strychnine, iodure de potassium à l'intérieur.)

Nous qualifions, sous toute réserve, de *congestion de
la moelle épinière*, l'observation suivante dans laquelle
les symptômes ont été assez obscurs :

Obs. Un homme de quarante-deux ans, de bonne constitution,
raconte qu'il y a huit jours, il fut saisi subitement, pendant un
repas, d'une douleur vive à la région cervicale, avec contrac-
tures, crampes et faiblesse générale des membres, selles involontaires, mais sans perte de connaissance. Deux applications
successives de ventouses scarifiées firent disparaître ces symptômes au bout de deux jours.

Il ne restait plus qu'une extrême faiblesse des membres,
accompagnée par moments de fourmillements, de crampes passagères, lorsque, le jour même de son entrée, à la suite de
l'effort qu'il fit pour soulever un fardeau, la douleur se repro-
duisit subitement au même niveau que la première fois, accompagnée de vertiges et d'éblouissements.

État actuel (le 8 mai) : intelligence nette; facies exprimant la
douleur; pas de fièvre. La région rachidienne est très-doulou-
reuse à la pression au niveau des sixième et septième vertèbres
cervicales et de la première dorsale; la douleur paraît très-su-
perficielle, elle s'étend à l'épaule et à la face interne du bras
gauche ; crampes passagères dans les doigts, dont la force de
contraction a considérablement diminué; rien à droite, ni aux
membres inférieurs (application de ventouses scarifiées; vésicatoires; purgatif; bain). Ces symptômes s'amendent peu à peu.

Le 25, la guérison est complète.

Chez deux femmes, qui présentaient, la première une
hyperesthésie générale de la peau, la seconde une sensibilité extraordinaire de tout un côté du tronc et de la
région rachidienne, M. le professeur FORGET pensa devoir
admettre l'intervention d'un élément hystérique, lié lui-
même peut-être au lymphatisme exagéré, qui frappait à
la première vue de ces deux malades. L'amélioration
rapide qui se manifesta sous l'influence du traitement
ferrugineux, combiné aux sédatifs généraux et locaux,
sembla venir justifier cette manière de voir.

Deux *névralgies intercostales* et une *névralgie lom-
baire*, observées chez de jeunes femmes, ont cédé aux
vésicatoires, aux frictions chloroformées ou opiacées, à
la morphine administrée d'après la méthode endermique.

Les deux cas suivants méritent que nous en retracions
brièvement l'histoire :

OBS. Une femme de trente-quatre ans, lymphatique, éprouve
depuis quinze jours, à des intervalles irréguliers, dit-elle, des
douleurs très-vives, lancinantes, partant de la profondeur de la
région hypogastrique et traversant la fosse iliaque droite et l'aîne
du même côté, pour irradier le long de la partie antérieure de
la cuisse, où elles prennent le caractère de battements, de tiraill-
lements très-violents; elles font pousser des cris à la malade; le
sommeil est radicalement impossible.

Le jour de son entrée, on assiste à un de ces accès. Le lendemain, il y a un grand amendement dans les symptômes ; la malade passe une nuit calme. Mais le surlendemain, les accidents se reproduisent avec une violence extrême ; les vésicatoires, l'opium restent impuissants.

L'observation attentive de ces accès y fait reconnaître un caractère périodique et le sulfate de quinine est administré. A la place de l'accès suivant, apparaît un frisson suivi de chaleur et de sueur ; plus rien les jours d'après. D'où la confirmation pleine et entière du diagnostic.

OBS. L'autre malade est un homme de vingt-six ans, douanier, qui, à la suite d'un refroidissement gagné dans l'exercice de ses fonctions, est atteint d'une céphalalgie très-intense avec irradiation dans tout le côté gauche de la face. La saignée, les vésicatoires, employés d'abord, n'arrêtent pas les accès, jusqu'à ce que, le cachet de la périodicité se révélant, on y adjoigne le sulfate de quinine, qui amène la guérison au bout de quelques jours.

Peu de temps après, cet homme rentre à la clinique, se plaignant de nouvelles douleurs très-vives se produisant également par accès, mais cette fois occupant les parois thoraciques, dont elles suivent la circonférence pour se concentrer à la base du sternum, où elles s'accompagnent d'anxiété et d'orthopnée extrêmes. D'autres fois ces douleurs prennent le caractère de la névralgie lombo-abdominale, tout en restant périodiques.

Le traitement qui avait réussi la première fois, est remis en vigueur et se montre promptement efficace.

Nous arrivons aux *névroses*. Chez ces divers malades, le mobile qui présidait à la manifestation des accidents nous a constamment échappé ; aussi en avons-nous été réduits à combattre la diathèse elle-même qui, hâtons-nous de le dire, a le plus souvent résisté à tout notre arsenal thérapeutique. C'est ainsi que le nitrate d'argent, l'oxyde de zinc, l'opium, la belladone, le selinum palustre n'ont pas modifié les accès de notre épileptique ; c'est ainsi encore que les antihystériques de toute espèce sont restés sans action sur les spasmes dont étaient atteintes deux femmes tuberculeuses, et que notre cas de chorée lui-même n'a éprouvé qu'une influence peu marquée de la strychnine et des bains sulfureux.

Nous en dirons autant d'un hypochondriaque qui ne présentait, comme élément réel, qu'un peu de constipation. Les aberrations de cet homme étaient donc le résultat de conceptions imaginaires (nosomanie). Nous ne nous opposâmes point à sa sortie prématurée, le séjour de l'hôpital étant rien moins que propice à ces sortes de cures.

V. APPAREIL SENSITIF.

	Totaux.	Hom.	Fem.	Morts.
Ophthalmie	2	»	2	»
Otorrhée	1	»	1	»
Erysipèle	5	2	3	1
Urticaire	1	»	1	»
Varioloïde	1	»	1	»
	10	2	8	1

Un service spécial étant affecté aux maladies des yeux, ce n'est que par exception et en général comme complications d'autres affections, qu'on les trouve représentées à la clinique.

C'est ainsi qu'une malade, morte de phthisie, aveugle depuis plusieurs années à la suite d'ophthalmie scrofuleuse, offrit à l'autopsie les globes oculaires atrophiés, transformés en une cavité occupée par un liquide séreux, jaunâtre, qui parut être l'humeur vitrée dégénérée; en avant, une coque opaque occupait la place de la cornée; une plaque blanchâtre de la grosseur d'une petite lentille pour l'un des yeux, et seulement d'un grain de millet pour l'autre, représentait le résidu du cristallin.

Une autre malade, entrée pour une *otorrhée*, était affectée en outre d'une conjonctivite assez intense, contre laquelle les instillations de nitrate d'argent et de laudanum firent merveille.

Nous n'avons pas été aussi heureux avec une jeune fille de dix-neuf ans, qui, à son entrée, présentait à l'œil gauche une kératite avec iritis aigu, dont un traitement bien dirigé sembla triompher d'abord, mais qui, récidivée à la suite d'une imprudence de la malade, se compliqua bientôt, malgré les moyens mis en usage (saignées locales répétées, vésicatoires, frictions mercurielles et belladonées, purgatifs, nitrate d'argent), d'une ophthalmie interne, qui aboutit après plusieurs semaines à la perte presque complète de la vision à gauche, avec rétrécissement et déformation de la pupille, suite d'adhérences qui fixaient l'iris à la capsule cristalline. L'examen ophthalmoscopique fit voir des productions pseudomembraneuses occupant le devant de la rétine et flottant dans le corps vitré.

Nos cinq cas d'*érysipèle* se répartissent ainsi qu'il suit : un érysipèle de la jambe ; quatre de la face, dont un compliqué de croûtes impitigineuses.

OBS. Un homme de soixante ans présente à son entrée des symptômes d'embarras gastrique très-prononcés ; une petite plaie, qu'il s'est faite en tombant sur le marche-pied d'une voiture, existe à la partie moyenne de la jambe, au niveau de la crête du tibia : elle est entourée d'une auréole rouge, inflammatoire, très-bornée du reste. Le lendemain, un vaste érysipèle phlegmoneux occupe toute la partie antérieure et inférieure de la jambe. Une application de sangsues, des fomentations d'eau blanche et un pansement régulier amènent en peu de jours la guérison de l'érysipèle et de la plaie qui en avait été le point de départ, en même temps que se dissipent entièrement la fièvre , l'anorexie et l'état saburral qu'avaient déterminés et qu'entretenaient les lésions locales.

C'est là , nous disait M. le professeur FORGET, l'histoire de beaucoup d'érysipèles gastriques. Le plus souvent, c'est dans l'érysipèle lui-même qu'il faut placer la raison de l'état saburral , et plus d'une fois on a pu trouver , en y cherchant bien , des causes topiques à celles de ces affec- tions qui semblaient le plus évidemment dues à une in- fluence interne.

A n'en citer, pour exemple, qu'un de nos cas d'érysipèle facial , où nous avons pu , à l'exemple de M. TROUSSEAU , découvrir dans l'organe même qui avait été le premier affecté , dans le nez, une excoriation, d'où l'inflammation s'était propagée aux téguments voisins.

Quoiqu'il en soit , du reste , de l'étiologie, nous n'avons pas eu à regretter d'avoir laissé faire à la nature les prin- cipaux frais du traitement , le repos , le régime doux , une température modérée et de simples embrocations d'axonge nous ayant chaque fois procuré des résultats au moins aussi satisfaisants que les vomitifs, les purgatifs et tous les topiques vantés par l'empirisme.

Le cas suivant , où les complications ont entraîné la mort , a offert une succession de symptômes et de lésions dont le caractère insidieux mérite une mention spéciale :

OBS. Jeune fille de vingt-cinq ans, de forte constitution , bien réglée, atteinte depuis cinq jours d'un érysipèle occupant à son entrée , le 16 juillet, la partie supérieure de la face. Langue sa- burrale ; fièvre, pouls à 116 (onctions d'axonge, limonade).

Le 19, l'érysipèle se résout dans les points qu'il occupait, mais il s'étend au-dessous de l'oreille droite ; douleur de gorge, injection vive des piliers du voile du palais, de la luette, des amygdales; dysphagie ; fièvre forte. (Saignée de 300 gr. ; le soir, 20 sangsues à l'angle des mâchoires.)

Le 20 , angine toujours intense ; fièvre, peau brûlante ; toux, sibilance. L'érysipèle est entièrement résolu à la face, mais le cou et la région sternale sont recouverts d'une rougeur érythémateuse uniforme, sans tuméfaction ni douleur à la pression, limitée au niveau des seins par un bord comme frangé, nettement arrêté. (Insufflation de poudre d'alun dans la gorge , gargarisme, lavement émollient , looch.)

Les jours suivants, l'angine diminue ; mais la fièvre persiste. L'érythème descend peu à peu à la surface du tronc, en même temps qu'il pâlit et disparaît aux régions supérieures ; chaque jour il avance d'environ un décimètre ; il se montre ensuite avec les mêmes caractères aux avant-bras , puis aux extrémités inférieures.

Aggravation du côté de la poitrine ; bronchite capillaire généralisée. Céphalalgie, surdité, prostration : état typhoïde. (16 vent. scar. dans le dos ; gargarisme ; looch kermétisé, etc.)

Le 29, l'érythème tend depuis hier à disparaître ; il a successivement pâli et cesse de se propager. Eruption de sudamina sur le cou et sur la poitrine. Abdomen très-douloureux à la pression, selles liquides, vomissements. (Sangsues nº 15 sur l'abdomen ; 1/2 lav. narcotico-émollient mat. et soir ; catapl. laud.)

Le 30 , faiblesse extrême, pouls petit, à 140 ; respiration anxieuse, engouement pulmonaire double ; ventre élevé, douloureux, fluctuation déclive ; selles liquides, involontaires. (Catapl. laud., lav. narcotico-émollient.)

Morte le lendemain matin.

Autopsie. Engouement pulmonaire ; bronchite générale ; pleurésie ultime à droite. Péritonite suppurée générale ; intestins agglomérés et distendus par des gaz ; pas de lésions des follicules. Un litre de sérosité purulente dans les flancs et dans la cavité pelvienne. En enlevant la couche d'exsudats purulents qui recouvre les ligaments larges, on aperçoit dans la trompe gauche un abcès de la grosseur d'une noix, entouré de tissus indurés, chroniquement enflammés ; les franges sont dégénérées, transformées en kystes ; l'orifice tubaire est obstrué ; l'ovaire est sain. A droite, un tissu induré englobe la trompe, son pavillon et le ligament rond, mais il n'y a pas d'abcès ; là encore, la lumière du conduit est fermée, l'ovaire est intact.

Erysipèle de la face, angine, exanthème fébrile, bronchite capillaire, éruption miliaire, péritonite suraiguë et pleurésie ultime : au milieu de cette multiplicité d'accidents, c'est la péritonite qui a porté le coup mortel, péritonite qui touve en partie déjà la raison de son développement dans cette inflammation chronique, ancienne, des ligaments larges, qui n'avait besoin que d'une stimulation nouvelle pour se réveiller et se propager sous forme aiguë. Que maintenant on veuille admettre une rétrocession de l'exanthème, ou que l'on préfère considérer la disparition de l'éruption, observée au moment de l'invasion de la péritonite, comme un effet de cette complication et non comme sa cause, l'indication thérapeutique pour nous ne devait pas s'en trouver modifiée, et nous doutons qu'en excitant la peau pour ramener l'éruption, ont eût mieux réussi, qu'en attaquant dans son élément phlegmasique la péritonite elle-même. Pour ce qui est de la nature de l'exanthème, ses caractères devaient en rendre la spécification difficile ; car si l'on a remarqué qu'il succèda à un érysipèle, dans le voisinage duquel il apparut tout d'abord (cou), pour de là s'étendre progressivement sur le tronc et les membres, en affectant une marche très-régulière, symptômes qui le rapprochent de l'érysipèle ambulant, on a noté aussi la coïncidence de l'angine, de la bronchite, l'intensité de la fièvre, l'absence de tuméfaction et de douleur à la pression, qui plaident plutôt en faveur de l'affection scarlatineuse. C'est vers cette dernière hypothèse qu'incline M. le professeur FORGET, qui voit dans cette affection une *scarlatine* à forme insolite.

Nous ne ferons que citer, pour en finir avec les maladies de cette classe, un cas d'*urticaire* et un cas de *vario-*

loïde, traités par l'expectation et dont l'histoire n'a offert aucun intérêt spécial.

VI. APPAREIL LOCOMOTEUR.

	Total.	Hom.	Fem.	Morts.
Pleurodynie	5	2	3	»
Rhumatisme musculaire	3	3	»	»
» articulaire	4	»	4	»
	12	5	7	»

Ainsi que l'indique notre tableau, nous avons observé cinq fois des douleurs musculaires plus ou moins intenses, la plupart occupant les muscles du thorax (pleurodynie). Elles ne méritent pas que nous nous y arrêtions.

Un beau type de *rhumatisme articulaire aigu* généralisé, s'est présenté chez une femme de vingt-quatre ans, entrée au troisième jour de l'invasion. Les genoux et l'un des pieds étaient le siége d'une hydarthrose évidente; une rougeur vive, une tuméfaction étendue, indiquaient que déjà les tissus environnants étaient envahis. (Ce fait, soit dit en passant, paraît militer en faveur de la nature inflammatoire du rhumatisme, et de son point de départ dans la synovite.)

Comme il y avait une fièvre intense, conformément à l'exemple de Sydenham et eu égard à l'âge de la malade, à la forme et à la date récente de son affection, celle-ci fut attaquée vigoureusement par les saignées. Trois saignées générales furent pratiquées; puis, les poignets s'étant pris, dix sangsues furent appliquées autour de chacun d'eux; le tout en quatre jours. De crainte de trop débiliter la malade et toujours pour suivre les traditions de Sydenham qui, aux saignées modérément employées, combinait les purgatifs, M. le professeur Forget prescrivit alors la teinture de colchique à dose perturbatrice (5 et puis 4 gr.) ; dès le lendemain, le rhumatisme articulaire avait cedé.

C'est là un remarquable succès en faveur de la saignée, car l'amélioration s'est montrée trop tôt pour qu'on puisse en attribuer une part au colchique ; elle a bien été le résultat de la marche naturelle de la maladie ébranlée par le traitement antérieur.

Ajoutons que quinze jours plus tard, à la suite d'une course fatigante dans des chaussures trop étroites, le rhumatisme récidiva aux malléoles et se généralisa bientôt. Malgré l'état anémique de la malade qui se ressentait encore de ses pertes récentes, on ne craignit pas de tirer du sang : deux applications de sangsues et une saignée générale, combinées cette fois au nitre porté rapidement à la dose de 10 gr., amenèrent la résolution et permirent la marche au bout de dix à douze jours.

Nous avons été moins heureux avec une femme de cinquante-huit ans, dont l'histoire est curieuse au point de vue clinique, en ce que chez elle ont été essayés successivement tous les traitements préconisés dans le rhumatisme.

A son entrée, l'affection datait de dix jours, il y avait peu de fièvre ; le cas sembla favorable au sulfate de quinine. On commença par 50 centigr. pour arriver rapidement à 2 gr., dose à laquelle se manifestèrent déjà les effets physiologiques du médicament, les accidents d'ivresse quinique. Le rhumatisme n'ayant pas été influencé favorablement, M. Forget ne voulut pas insister sur ce moyen, se rappelant qu'à plusieurs reprises déjà les désordres cérébraux avaient, dans des cas analogues, entraîné la mort des malades, et que l'année précédente, dans la même salle, des accidents graves du côté de l'estomac, une gastrite des plus intenses, avaient été déterminés par l'administration du même médicament à la dose de 5 gr., sans même que cette complication, qui eût pu être considérée comme une puissante révulsion, eût le moins du monde modifié la marche du rhumatisme.

Le nitre, la teinture de colchique à dose purgative (4 gr.), les saignées locales et les purgatifs salins, l'opium porté à la dose de 60 centigr. d'extrait, le tartre stibié à la dose de 1 gr., n'empêchèrent point la chronicité de s'établir. C'est alors seulement que l'on vit les bains alcalins, les bains de vapeur, l'eau de Vichy et l'iodure de potassium amener progressivement, après des alternatives répétées de mieux et de plus mal, une résolution assez complète pour permettre à la malade, non encore entièrement guérie, de quitter l'hôpital, quatorze semaines après son entrée.

Un autre cas, dont les Allemands eussent volontiers fait un rhumatisme nerveux, car les douleurs n'étaient accompagnées ni de rougeur ni de gonflement bien apparents, n'en a pas moins été rapidement modifié par les saignées locales, les purgatifs et le nitre; ce qui tend à prouver que les symptômes organiques fluxionnaires, qui avaient échappé à l'investigation directe, n'en existaient pas moins, mais profondément situés et mal caractérisés.

La quatrième malade enfin, dont l'affection était d'ailleurs légère, s'est bien trouvée de cataplasmes laudanisés appliqués sur les articulations malades.

On voit, par l'examen des quelques cas qui ont passé à la clinique, combien ont été variées nos médications. C'est que chacune d'elles s'appliquait aux indications particulières qu'il y avait à remplir; c'est par les éléments de la maladie qu'on doit se laisser guider, et en raison des circonstances du fait spécial en observation doivent être modifiés les procédés thérapeutiques.

VII. APPAREIL GÉNITO URINAIRE.

	Total.	Hom.	Fem.	Morts.
Albuminurie	2	1	1	1
Cancer utérin	3	»	3	1
Rétroflexion de l'utérus	1	»	1	»
Avortement	1	»	1	»
Ovaro-métrite	1	»	1	»
Irritation métro-péritonéale	1	»	1	»
Orchite	1	1	»	»
	10	2	8	2

Nos *maladies de* BRIGHT ne prêtent pas à de longues considérations.

L'une a été observée chez une jeune fille de vingt ans, scrofuleuse au plus haut degré, qui mourut trois jours après son entrée et présenta à l'autopsie, indépendamment d'une dégénérescence avancée des reins (infiltration graisseuse), des caries étendues, avec abcès multiples dans les environs du bassin et de la colonne vertébrale.

L'autre, datant de plusieurs années déjà, s'est offerte chez un homme de quarante-huit ans, entré dans les derniers jours de la clinique, et dont nous n'avons par conséquent pu poursuivre l'observation.

Trois femmes de quarante-cinq à cinquante-trois ans ont présenté des *cancers utérins* sans particularité notable, du reste, sauf, chez celle qui succomba, une dilatation considérable des uretères avec hydronéphrose, suite de la compression de leurs orifices par la substance cancéreuse, au niveau du bas fond vésical [1].

---

[1] Voy. observat. analogues : FORGET, *Recherches sur le cancer utérin.*

Obs. Une femme de trente et un ans, qui n'a passé que deux jours au service, se plaignait depuis deux mois de douleurs dans les deux fosses iliaques, d'ardeur en urinant et de constipations fréquentes; elle était accouchée heureusement quatre mois auparavant; la menstruation, d'ailleurs, s'était bien rétablie; le toucher vaginal fit reconnaître une inflexion de la matrice en arrière à la naissance du col. (Rétroflexion.)

Obs. Une fille de vingt-huit ans, ayant cessé d'être réglée pendant deux mois, fut prise d'une hémorrhagie utérine abondante, qui durait depuis deux jours lors de son entrée. Au toucher on constata le fruit de la conception déjà en partie engagé dans le col; il fut facile de l'extraire; entouré des membranes, il avait la grosseur d'un œuf de poule. Quelques symptômes d'irritation péritonéale qui se déclarèrent les jours suivants furent heureusement combattus par les cataplasmes, les purgatifs et les frictions mercurielles. Le seigle ergoté arrêta définitivement l'hémorrhagie, et la malade sortit guérie au bout de dix jours.

Nous avons parlé déjà dans une autre partie de ce travail d'une jeune fille qu'enleva une péritonite suraiguë, survenue à la suite de suppression brusque des règles. L'autopsie révéla une *ovaromélrite* comme point de départ des accidents mortels.

A côté de ce cas, nous pouvons placer celui d'une femme de vingt-trois ans, fille publique, qui a présenté une *irritation métro-péritonéale*, suite probable d'excès vénériens. Elle avait déjà été traitée pour la même affection l'année précédente, et on l'avait attribuée cette fois également à la même cause. Les sangsues, les bains, les cataplasmes et l'opium arrêtèrent en quelques jours les progrès du mal.

Signalons enfin, pour clore cette section, le fait d'un homme de trente-deux ans, qui entra avec un gonflement considérable et très-douloureux du testicule et de l'épididyme du côté droit, qu'il attribuait à un effort fait en soulevant un fardeau très-pesant. Il n'y avait point de blennorrhagie antérieure ni actuelle. Deux applications de sangsues, des frictions mercurielles et une compression régulière amenèrent la résolution après quinze jours de traitement.

VIII. INTOXICATIONS.

	Total.	Hom.	Fem.	Morts.
Syphilis	1	1	»	»
Scrofules	2	1	1	»
Fièvre intermittente	21	13	8	»
Œdème paludéen	6	5	1	»
	30	20	10	»

Nous avons observé vingt et un cas de *fièvre intermittente* chez treize hommes et huit femmes ; quant aux saisons, elles se répartissent de la façon suivante : avril, 3 ; mai, 6 ; juin, 10 ; juillet, 2.

Ou voit que le mois de juin est le plus chargé, ce qui tient sans doute à la chaleur extrême et continue de cette époque, qui a simulé les effets de l'automne en hâtant l'exhalaison des miasmes paludéens.

Quant au type, la grande majorité étaient des fièvres tierces, les autres des fièvres quotidiennes ; nous avons observé une seule fois le type quarte. Trois se sont développées dans nos salles, chez des malades en traitement pour diverses affections ; quelques-unes par contre ont présenté des complications légères ; plus souvent nous avons observé des accidents de cachexie ; deux enfin ont revêtu la forme pernicieuse :

Obs. Un garçon de dix-neuf ans, colon d'Ostwald, ayant déjà eu plusieurs fois la fièvre intermittente , a éprouvé le 21 mai des frissons irréguliers suivis de chaleur, avec courbature, malaise etc. Le 23, au soir, se déclarent subitement des symptômes qui le font adresser à l'hôpital comme atteint de choléra : Cyanose, refroidissement des extrémités, sueur froide, visqueuse sur la face; anxiété extrême , nausées, sans évacuations toutefois. Les accidents persistent durant la nuit et sont constatés encore le lendemain matin lorsque l'on voit le malade pour la première fois.

Eu égard à la forme particulière de ces accidents, à la localité d'où vient le malade et à ses antécédents, M. Forget diagnostique une fièvre pernicieuse algide, et prescrit immédiatement le sulfate de quinine ; des linges chauds sont en outre appliqués aux extrémités. Tout rentre bientôt dans l'état normal.

Le malade est levé le lendemain ; le soir de ce jour (25) se déclare un frisson, suivi de chaleur et de céphalalgie, qui se prolonge dans la nuit. On insiste sur le spécifique et toute manifestation fébrile cesse dès lors.

Obs. L'autre cas est relatif à une jeune fille de dix-huit ans, qui présente à son entrée une douleur précordiale intense, avec congestion vive de la face, céphalalgie, dyspnée et anxiété extrêmes ; quelques ronchus seulement à l'auscultation. Une saignée est pratiquée; le lendemain, calme parfait.

Deux jours plus tard, un frisson violent se produit, suivi de symptômes identiques à ceux du premier jour, mais plus prononcés encore; cyanose très-considérable. Le sulfate de quinine ayant produit un rétablissement immédiat et durable, on pense avoir eu affaire à une fièvre pernicieuse, à forme cardiaque et à type quarte.

Relativement au traitement, sauf deux cas, où la guérison a été obtenue spontanément par le seul changement de séjour et de régime , c'est toujours au sulfate de quinine que nous avons eu recours et jamais ce médicament ne nous a fait défaut. Hâtons-nous de dire toutefois que si le sulfate de quinine est l'élément antipériodique du quinquina, il n'en représente pas tous les principes actifs; les phénomènes de cachexie que détermine le miasme paludéen, l'œdème, l'engorgement de la rate et du foie, ne sont que peu ou point modifiés par l'alcaloïde, tandis qu'ils cèdent au quinquina en substance [1] : dans les six cas que nous avons pu suivre, l'extrait mou de quinquina combiné à un régime analeptique a fait merveille, tandis que l'anasarque semblait plutôt avoir augmenté sous l'influence de la quinine.

Au point de vue de la marche et du mode de distribution de l'infiltration, c'est presque toujours par les pieds que nous l'avons vue débuter, résultat naturel de la tendance des liquides à s'accumuler dans les parties déclives ; une fois cependant, elle était déjà considérable au scrotum et aux cuisses, alors que les pieds étaient encore intacts, ce qui nous avait fait supposer *à priori*, mais à tort, que nous avions affaire à une albuminurie : le décubitus prolongé du malade nous rendit compte de cette anomalie, dont l'explication rentrait dès lors dans la même loi de physique générale.

Ajoutons enfin, que si la plupart de ces œdèmes se sont manifestés chez des sujets pâles, cachectiques, à sang appauvri, nous les vîmes dans plusieurs cas apparaître au bout de peu de jours chez des fébricitants, jouissant du reste d'une belle constitution, où l'on ne pouvait admettre une diminution de la consistance du sang, une hypoglobulie, non plus que des engorgements viscéraux, car le foie et la rate n'offraient aucune augmentation de volume manifeste. Il y avait donc là une influence spéciale du miasme paludéen, une influence catalytique pour ainsi dire.

Divers auteurs, et M. Forget un des premiers, ont noté

---

[1] Forget, *De l'efficacité de l'extrait de quinquina comparé au sulfate de quinine dans le traitement de l'anasarque consécutive à la fièvre intermittente.*

le caractère albumineux des urines dans les hydropisies paludéennes; cet accident, dû sans doute à une congestion passagère des reins, n'a pas été observé sur nos malades.

IX. AFFECTIONS CHIRURGICALES.

En fait de cas chirurgicaux qui se sont glissés à la clinique ou développés incidemment dans nos salles, citons :

1° Un abcès du sac lacrymal chez une jeune fille convalescente de fièvre typhoïde (émollients).

2° Un anthrax de la nuque, chez le malade atteint d'anévrisme de l'aorte (incision stellaire).

3° Un abcès du scrotum, suite d'engouement herniaire (émollients, bains, incision).

TABLEAU GÉNÉRAL DES MALADIES PAR APPAREILS.

		Totaux.	Morts.
1° Maladies de l'appareil digestif.		34	8
2° » respiratoire		48	8
3° » circulatoire		13	2
4° » cérébro-spinal		16	»
5° » sensitif.		10	1
6° » locomoteur		12	»
7° » génito-urinaire		10	2
8° Intoxications		30	1
9° Cas chirurgicaux		3	»
Totaux.		176	22

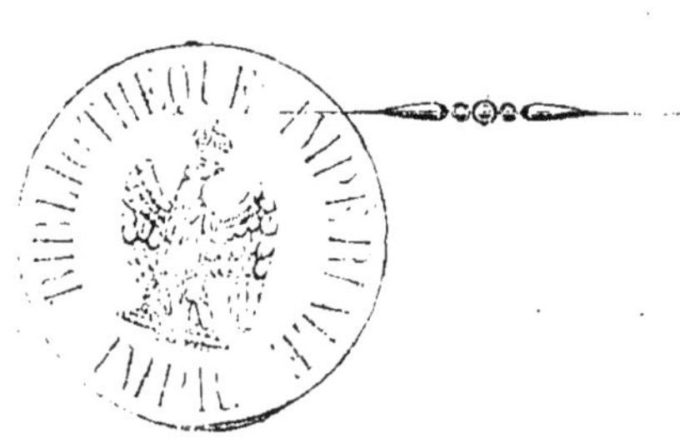